CHIRURGIE DE GUERRE

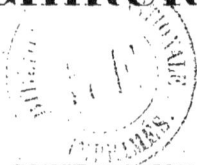

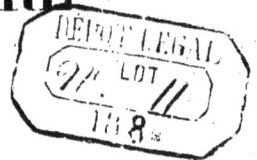

LA

CONSERVATION ET LES OPÉRATIONS MUTILANTES

Pour Fractures, Broiements et Arrachements des Grands Segments des Membres dans une Ambulance de l'Avant

PAR

André LAPOINTE

Chirurgien Chef de Service des Hôpitaux de Paris
Médecin-Major de l'Armée Territoriale

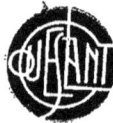

CAHORS & ALENÇON

IMPRIMERIES TYPOGRAPHIQUES COUESLANT

1915

CHIRURGIE DE GUERRE

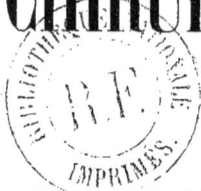

※

LA

CONSERVATION ET LES OPÉRATIONS MUTILANTES

Pour Fractures, Broiements et Arrachements des Grands Segments des Membres dans une Ambulance de l'Avant

PAR

André LAPOINTE

Chirurgien Chef de Service des Hôpitaux de Paris
Médecin-Major de l'Armée Territoriale

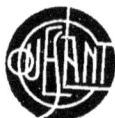

CAHORS & ALENÇON

IMPRIMERIES TYPOGRAPHIQUES COUESLANT

—

1915

La Conservation et les Opérations mutilantes pour fractures, broiements et arrachements des grands segments des membres dans une Ambulance de l'avant.

Comme tous les chirurgiens que les hasards de la mobilisation ont affectés aux ambulances, je suis parti avec une foi profonde dans la chirurgie conservatrice, et je reviens, après 6 mois de campagne, effrayé du nombre d'amputations et de désarticulations qu'il m'a fallu pratiquer.

Des réflexions, parfois désobligeantes, ont circulé à l'arrière, sur l'abus des amputations à l'avant. Les critiques s'étaient-ils documentés d'assez près, sur la fréquence des gros traumatismes et des infections suraiguës, au cours de cette terrible guerre ? Après ce que j'ai vu, dans l'Argonne, je me permets d'en douter.

Immobilisé à Ste-Menehould, à 10 kilomètres environ de la ligne de feu, j'y ai eu une certaine activité chirurgicale, puisque du 26 octobre au 7 février, plus de 4.000 blessés sont passés par mon ambulance et près de 800 opérations y ont été pratiquées, presque toutes par moi-même.

Sur ce grand nombre de blessés, 547 présentaient des *fractures, broiements* ou *arrachements des grands segments des membres.* C'est de cette catégorie seule que je désire vous entretenir (1).

Dans ces 547 blessés, 235 n'ont subi aucune intervention. 216, atteints de **fractures non infectées** ont pu être évacués rapidement, après pansement et immobilisation. 19 sont morts sans avoir été opérés : blessés arrivés en état de schoc, atteints souvent de plaies multiples, présentant en même temps que leur lésion du squelette des membres, des lésions viscérales graves et que j'aurais pu éliminer de ma statistique.

J'indiquerai de suite *comment j'ai immobilisé les fractures.*

J'ai renoncé très vite aux appareils plâtrés, mais ce n'est pas parce qu'ils furent interdits. L'appareil plâtré est incontestablement le meilleur appareil de voyage, surtout pour le membre inférieur ; seulement, sa confection demande de l'expérience et du temps, et dans mon ambulance, où la main-d'œuvre n'était pas en proportion du travail, il était matériellement impossible de plâtrer les fractures.

J'ai renoncé aussi aux gouttières en fil de fer du service de santé, qui sont d'un modèle inutilisable, surtout pour la cuisse.

Presque tous mes fracturés ont été emballés dans du vulgaire store vert, qui se taille en un instant comme on veut, se moule à merveille sur les saillies osseuses et maintient fort bien la ré-

(1) Communication à la Société de Chirurgie de Paris, le 10 mars 1915.

duction, rarement difficile dans les fractures de guerre. C'est, à mon avis, le matériel idéal en campagne, et par bonheur, il a trouvé grâce devant l'autorité.

Sur les 547 fracturés, 310, **56,6 p. 100**, soit plus de la moitié, ont été opérés.

179 ont subi des **interventions conservatrices**, pour fractures infectées.

Par interventions conservatrices, j'entends : les simples incisions de drainage, les esquillectomies économes et les résections articulaires.

Ces 179 opérations conservatrices m'ont donné 51 décès ; *mortalité :* **28,5 p. 100**.

131 ont été **amputés** ou **désarticulés** ; 39 sont morts ; *mortalité :* **29,7 p. 100**.

Il faut noter que le nombre des mutilations et celui des décès de chaque catégorie sont certainement au-dessous de la réalité. Les événements du front imposent parfois des évacuations hâtives et il n'est pas possible que quelques membres que j'avais conservés n'aient pas été supprimés, et que quelque nouveau déchet mortuaire ne se soit pas produit, dans les hôpitaux du centre et du midi, où la plupart de mes opérés, même récents, ont été évacués.

Ainsi, un tiers environ, exactement **32,7 p. 100** des blessés atteints de lésion du squelette des grands segments des membres, ont subi une *intervention conservatrice,* et un peu moins d'un quart, exactement **23 p. 100**, ont subi une *intervention mutilante ;* et dans chacun de ces groupes, la *mortalité* a approché de **30 p. 100**.

Ces chiffres élevés vous impressionneront, je n'en doute pas, mais pas plus qu'ils ne m'ont impressionné moi-même. Et pourtant, j'ai conscience de n'avoir fait que les opérations nécessaires et les mutilations indispensables, soit d'emblée, soit secondairement après échec des traitements conservateurs.

La possibilité de conserver et la nécessité de mutiler ont d'ailleurs singulièrement varié, ainsi que les résultats, suivant les segments de membre considérés.

I. MEMBRE SUPÉRIEUR

1° *Main*. — Sur 53 blessés de la main, avec lésion du squelette, 1 seul est mort, sans avoir été opéré : plaies multiples par bombe, avec arrachement de la main droite.

8 ont été opérés et évacués en bon état :

3 esquillectomies, pour fractures des métacarpiens par balle, compliquées d'infection légère ;

3 désarticulations atypiques du poignet ;

2 amputations basses de l'avant-bras.

Pour ces 5 mutilés, il s'agissait d'arrachements ou de broiements de la main par bombe, tels qu'il n'y avait qu'à régulariser la mutilation déjà faite.

Je signale, en passant, un accident spécial aux lanceurs de bombes : l'éclatement dans la main de notre propre engin, ou de celui de l'ennemi, qu'il s'agit, dans un sport fort cultivé dans nos tranchées, de retourner à l'expéditeur.

Les plaies de la main se sont montrées particulièrement bénignes ; c'est la seule catégorie de ma statistique opératoire qui soit restée sans tache.

2° *Avant-bras.* — Sur 75 fracturés d'un seul ou des deux os, 23 ont été évacués sans opération.

J'ai un nombre élevé d'opérés : 52, dont 26 par une intervention conservatrice et 26 par une opération mutilante.

Opérations conservatrices :

2 débridements, pour fractures sans esquille libre, par balle ; avec, dans un cas, ligature des artères radiale et cubitale et secture du médian, 2 guérisons ;

24 esquillectomies avec 3 morts par septicémie.

Opérations mutilantes :

3 amputations d'emblée de l'avant-bras, pour broiements par éclat d'obus : 3 guérisons.

2 désarticulations d'emblée du coude ; 1 pour plaie par balle avec large éclatement des chairs, et des os ; 1 pour fracas par éclat d'obus : 2 guérisons.

15 amputations d'emblée du bras : 15 guérisons. Sur ces 15 amputations du bras d'emblée, je relève 11 fracas de l'avant-bras, 4 par éclat d'obus, 4 par bombe, et 3 par balle de fusil à effet explosif. Ces 11 blessés ont été opérés du premier au quatrième jour après leur blessure ; 4 seulement avaient une température inférieure à 38° au moment de l'opération.

Les 4 autres amputations d'emblée concernent :

4 septicémies graves avec infiltration gazeuse massive et refroidissement du membre violacé, n'autorisant aucune tentative de conservation.

6 amputations secondaires du bras : 5 guérisons, 1 mort. Ces 6 blessés amputés secondairement, avaient d'abord subi, pour fractures infectées, une large esquillectomie. Dans 4 cas, l'amputation secondaire fut faite pour septicémie gazeuse massive apparue après la première intervention ; dans 2 cas, pour septicémie simple, avec
état général grave. Un de ces 2 derniers opérés
succomba, après avoir subi successivement une
esquillectomie, l'amputation de l'avant-bras, enfin
l'amputation du bras : c'est le seul de mes amputés du bras pour fracture de l'avant-bras, qui soit
mort.

3° *Coude.* — J'ai vu 26 blessés et j'en ai opéré
19, déjà infectés au moment de leur entrée à l'ambulance et atteints le plus souvent d'éclatement
considérable du squelette et des parties molles,
même dans les 14 cas de plaies par balle de fusil,
que comporte ma série opératoire.

Sur 19 opérations, 17 ont été conservatrices :

5 débridements avec extraction de fragments
limités d'une extrêmité articulaire : 5 guérisons.

12 résections portant 2 fois seulement sur les 3
os : 1 mort, le dernier opéré de la série, mort de
septicémie depuis mon départ.

Restent :

1 amputation basse du bras pour gros fracas du
coude par éclat d'obus : guérison.

1 amputation secondaire du bras pour septicémie persistante après résection de l'extrêmité inférieure de l'humérus : mort. Cet amputé secondaire, dont le moignon avait bon aspect, fut
atteint de parotidite suppurée et de pneumonie
dont il mourut 5 jours après l'amputation.

En somme, au point de vue vital, la résection du coude ne m'a pas donné de trop mauvais résultats : 12 cas, 11 évacués hors de danger. Mais j'ai dû pratiquer plusieurs fois des désossements étendus et j'ai été stupéfait des délabrements qu'une balle de fusil peut produire au niveau du coude.

Mes opérés ont heureusement de bons muscles et leur avenir fonctionnel me laisse beaucoup d'espoir.

4° *Diaphyse humérale*. — Le bras vient en tête de ma statistique avec 107 fractures, broiements ou arrachements sur 106 blessés : 60, un peu plus de la moitié, ont été opérés.

Il a été pratiqué 37 opérations conservatrices, presque toujours pour fractures infectées :

5 débridements pour fractures sans esquilles libres : 5 guérisons.

32 esquillectomies : 26 évacués en bon état, 6 morts. Parmi mes évacués, je signale 3 cas de paralysie radiale. Deux fois, il s'agissait de simple contusion du nerf par les esquilles ; une fois, le nerf complètement sectionné fut suturé au catgut après ablation des esquilles. Chez un des blessés atteints de contusion, la sensibilité commençait à reparaître, mais la paralysie motrice était encore complète, au moment du départ, 3 jours après l'opération.

Dans cette série d'esquillectomies pour fracture de la diaphyse humérale, figurent 3 cas de septicémie avec infiltration gazeuse.

1 infiltration gazeuse circonscrite, avec plaques bronzées, autour d'une plaie en cul de sac par balle de fusil : guérison.

1 infiltration gazeuse diffuse, avec traînées d'œdème bronzé ; fracture incomplète de l'humérus, ostéomyélite : incisions larges et multiples, curettage du canal médullaire, extraction d'une balle française : mort.

1 infiltration gazeuse massive, avec refroidissement du membre, apparue deux jours après une esquillectomie pratiquée le lendemain de la blessure par balle de fusil : mort.

Des 4 autres décès, 2 sont survenus depuis mon départ ; 1 par hémorragie secondaire de l'humérale ; 1, par septicémie subaiguë. Les 2 derniers décès ont été dus à une cause tout à fait étrangère à la fracture de l'humérus : plaie du poumon dans un cas, plaie crânio-encéphalique dans l'autre.

Le bilan de mes opérations conservatrices pour fracture de la diaphyse humérale est donc de 35 opérations, 31 évacués en bon état, 4 morts.

Sur les 107 fractures, broiements ou arrachements de bras, j'ai pratiqué 19 amputations et 4 désarticulations de l'épaule. C'est une grosse proportion de mutilations : 21,4 p. 100.

Sur 17 amputations d'emblée, je compte :
7 broiements par éclat d'obus,
1 broiement par éclat de bombe,
9 fracas par balle de fusil à effet explosif.

Chez 4 de ces amputés seulement, la température était au-dessous de 38°, au moment de l'amputation, pratiquée presque toujours plus de 24 heures après la blessure, sauf dans 3 cas qui ont pu être opérés le jour même.

Généralement, la mutilation s'imposait sans aucune hésitation possible ; plusieurs fois, je ne m'y

suis résigné qu'après avoir constaté par l'incision
du foyer un tel éclatement de l'os et des muscles
qu'il eût été déraisonnable et dangereux de ne pas
terminer par une amputation.

De ces 17 amputés d'emblée, 2 sont morts de
septicémie aiguë. L'un d'eux, dont le bras gauche
était presque complètement séparé par un éclat
d'obus à sa partie moyenne, avait en même temps
une large plaie par arrachement de la région sca-
pulaire droite et j'avais dû extraire la partie
supérieure de l'omoplate, réduite en miettes. Ce
blessé est mort d'infection gangréneuse de sa
plaie dorsale, avec un moignon brachial en très
bon état.

Deux amputations secondaires du bras, après
esquillectomie, m'ont donné 2 morts :

1, pour infiltration gazeuse massive apparue
après l'opération conservatrice ; ce blessé est
mort subitement, probablement d'embolie, le jour
où il venait d'être inscrit sur la feuille d'évacuation.

1, pour septicémie persistante avec hémorragies
secondaires répétées de la collatérale externe ; ce
blessé aurait dû être amputé plus tôt, mais il
s'agissait du bras droit !

Sur 4 désarticulations de l'épaule, 2 ont été faites d'emblée :

1, pour plaie gangréneuse par obus, avec œdème bronzé et infiltration gazeuse diffuse remon-
tant jusqu'à la racine du membre : guérison.

1, pour infiltration gazeuse massive avec refroidissement total du membre (séton par balle de
fusil) : guérison.

2 désarticulations ont été faites secondairement à une esquillectomie :

1, pour septicémie aiguë : guérison.

1, pour propagation jusqu'au thorax d'une infiltration gazeuse d'abord circonscrite : mort.

Les 23 opérations mutilantes pour broiements ou fractures très infectées du bras ont donc donné 18 guérisons et 5 morts.

5° *Epaule*. — Je compte 57 fractures intéressant l'humérus au-dessus du col chirurgical. — Sur ces 57 cas, 33, soit 57,8 pour 100, ont été opérés. La proportion est encore plus élevée que pour la diaphyse.

J'ai fait 21 opérations conservatrices, toutes intrafébriles.

5 arthrotomies avec ablation d'esquilles, pour fracture partielle de la tête humérale : 4 guérisons, 1 mort de pyohémie avec arthrite suppurée métastatique du poignet.

16 résections de l'épaule, dont 12 pour plaies par balle de fusil et 4 par éclat d'obus : 10 guérisons, 6 morts.

Ces résections de l'épaule ont toujours été étendues. Quand le foyer traumatique, à parois grisâtres, d'odeur putride, avait été vidé de tous ses fragments d'os, il manquait parfois jusqu'à 10 centimètres d'humérus. Mais ces bras raccourcis, même s'ils restent flottants, vaudront encore mieux que des moignons.

C'est au niveau de l'épaule que j'ai vu les destructions osseuses les plus considérables. Une balle de fusil est capable de réduire en miettes, de pulvériser la tête de l'humérus. En se rétractant, chaque muscle entraîne au loin sa surface d'insertion et on trouve toutes les chairs incrustées de poussière d'os, comme par de nombreux grains de sable.

J'ai désarticulé 12 fois l'épaule pour fracas de l'extrêmité supérieure de l'humérus, 9 fois par balle de fusil, 2 fois par éclat d'obus et 1 fois par éclat de bombe.

10 désarticulations d'emblée :

1, pour double fracas de l'épaule et du coude droits : guérison.

1, pour plaie gangréneuse, pratiquée à la fin d'une résection tellement étendue que je dus terminer par la suppression du membre que je voulais éviter : guérison.

1, pour phlegmon bronzé diffus propagé à l'aisselle et au thorax : guérison.

1, pour plaie gangréneuse avec état septicémique grave : mort d'hémorragies secondaires répétées.

6, pour septicémie gazeuse avec infiltration diffuse ou massive, s'étendant dans 2 cas jusque sur le thorax : 5 guérisons, 1 mort.

2 désarticulations secondaires :

1, pour infiltration gazeuse diffuse traitée sans succès par des incisions multiples : mort.

1, pour infiltration gazeuse massive apparue après une résection pour plaie gangréneuse : mort.

Ces 12 désarticulations de l'épaule pour fracas de l'extrêmité supérieure de l'humérus m'ont donc donné 8 guérisons et 4 morts.

II. MEMBRE INFÉRIEUR

1° *Pied et cou de pied.* — J'ai 32 cas, avec 19 opérations : 9 conservatrices et 10 mutilantes.

7 esquillectomies pour fractures du tarse ou du métatarse : 6 guérisons ; 1 mort, de méningo-encéphalite pour plaie du crâne.

2 résections tibio-tarsiennes atypiques : 1 mort par septicémie.

3 amputations économiques du pied pour broiements de l'avant-pied par éclat d'obus ou de bombe (1 Chopart, 1 Pirogoff, 1 Ricard) : 3 guérisons.

Deux de ces blessés ont dû être en même temps amputés de la cuisse du côté opposé ; la conservation d'un talon utilisable avait donc une très grande importance.

J'ai tenté sans succès 3 autres amputations économiques : 2 Chopart et 1 sous-astragalienne. Il s'est agi, en réalité, de simples régularisations du foyer traumatique, avec utilisation des parties molles de la plante, à peu près intactes, pour recouvrir les os. Ces 3 tentatives, sur des blessés dont la température dépassait déjà 39°, ont été suivies de sphacèle du lambeau, compliqué dans un cas, d'infiltration gazeuse jusqu'à mi-jambe.

Deux de ces opérés sont morts après l'amputation secondaire de la jambe. Chez le troisième, le moignon de jambe s'est sphacélé à son tour, et l'amputation de cuisse n'a pas pu enrayer la septicémie.

3 amputations de jambe au lieu d'élection pour arrachement presque complet du pied : 3 guérisons.

1 amputation de jambe pour fracture de Dupuytren, avec large ouverture de l'articulation. Cet amputé qui n'était pas atteint d'une plaie par arme de guerre, avait été pris dans un éboulement. La fracture, avec large plaie articulaire, se compliqua d'infection grave et il fallut amputer la jambe le cinquième jour : guérison.

Au total, 9 opérations conservatrices avec 2 morts, dont 1 par plaie du crâne, et 10 opérations mutilantes avec 3 morts. Pour 32 blessures intéressant le squelette du pied, ces chiffres sont élevés.

2° *Jambe*. — Sur 92 blessés, 56 ont été opérés et 38, 41,3 p. 100, ont dû être amputés. Cette proportion est vraiment effrayante !

18 interventions conservatrices, incisions simples ou esquillectomies pour plaies infectées m'ont donné : 13 guérisons et 5 morts par septicémie.

Ici encore, je signale l'apparition d'une infiltration gazeuse diffuse, après débridement et draînage d'un foyer de fracture, sans esquillectomie. Des incisions larges et multiples, l'eau oxygénée et le permanganate de potasse n'ont pas arrêté la marche suraiguë de la septicémie.

Dans les 38 mutilés, je note :

1 arrachement presque complet du tiers inférieur des 2 jambes, fauchées par un obus : simple régularisation des moignons : mort.

9 amputations de jambe d'emblée pour fracas par éclat d'obus, presque toujours avec infection : 7 guérisons ; 2 morts, 1 par hémorragie secondai-

re, 1 par septicémie subaiguë chez un blessé atteint en même temps d'une large plaie gangréneuse de la fesse.

A la jambe, les balles de fusil m'ont paru produire, en général, des éclatements osseux moins étendus qu'à l'avant-bras et qu'au bras.

Deux fois seulement, l'état très comminutif d'une fracture par balle m'a décidé à renoncer à l'esquillectomie et au draînage du foyer infecté, et à pratiquer l'amputation d'emblée : 2 guérisons.

2 autres amputations d'emblée pour fractures par balles de fusil :

1 pour septicémie gazeuse avec infiltration massive et refroidissement du pied : guérison.

1 pour phlegmon bronzé avec septicémie grave : guérison.

Il n'a été fait qu'une amputation secondaire de jambe, chez un blessé, atteint de fracture du tibia par bombe, non comminutive, mais infectée, et à qui un autre opérateur avait pratiqué une suture osseuse : guérison.

Ces 15 amputations de jambe ont donné 12 guérisons et 3 morts.

Voici maintenant 23 amputations de cuisse pour fractures ou broiements de la jambe, avec 8 décès.

15 amputations d'emblée, dans les conditions suivantes :

3 pour gangrène vasculaire : 2 guérisons, 1 mort, par septicémie subaiguë.

Chez un des 2 blessés guéris, la gangrène de la jambe était due à l'application, sur le terrain, d'un garrot juste au-dessus du mollet. Ce dangereux moyen d'hénostase est encore en honneur

dans certains groupes de brancardiers et j'ai deux
autres observations de gangrène de membres gar-
rottés pour des hémorragies de vaisseaux superfi-
ciels, dont la compression locale, à défaut d'une
pince, aurait eu facilement raison.

7 amputations basses de cuisse pour fracas de
la jambe par obus ou par bombe : 7 guérisons.

L'étendue des dégâts, l'aspect de la plaie et son
odeur de gangrène, l'infection générale à peu près
constante (un seul de ces blessés avait une température inférieure à 38°), s'opposaient à une sec-
tion dans le foyer traumatique.

5 amputations, au bas ou au milieu de la cuisse,
pour septicémie avec infiltration gazeuse diffuse
ou massive : 2 guérisons, 3 morts.

Dans ces 5 cas, vus seulement du deuxième au
quatrième jour après la blessure, la gravité de
l'état local et de l'état général n'engageaient guère à courir les risques de la conservation.

J'ai dû amputer la cuisse secondairement, après
un essai de conservation, dans 8 cas.

6 amputations secondaires pour septicémie gazeuse, avec infiltration de gaz diffuse ou massive :
3 guérisons, 3 morts.

Je trouve encore dans ce groupe, chez deux des
amputés qui ont survécu, que l'infiltration gazeuse
ne s'est manifestée qu'après l'esquillectomie.

1 amputation secondaire pour phlegmon bronzé sans gaz, en voie d'extension rapide, malgré
l'esquillectomie : guérison.

1 amputation de cuisse, après gangrène septique
d'un moignon d'amputation de jambe, elle-même

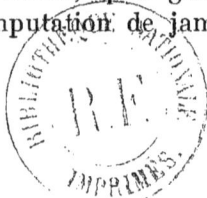

pratiquée pour gangrène septique du pied après esquillectomie : mort.

En somme, résultats très modestes pour la jambe : 5 morts sur 18 interventions conservatrices, et 11 morts sur 38 mutilations.

3° *Genou*. — Les fractures et broiements du genou ne m'ont pas donné plus de satisfaction.

J'en ai traité 22 : 9 par la conservation pure, tous évacués en bon état.

Sur mes 13 opérés, je trouve :

6 arthrotomies intrafébriles avec interventions limitées sur le squelette dans 5 cas.

1 arthrotomie simple pour fracture sus-condylienne avec pénétration intra-articulaire et arthrite suppurée.

Ce blessé a été évacué en bon état, et j'ai appris avec surprise qu'on l'avait amputé dans un hôpital de l'intérieur.

2 extirpations partielles de la rotule : 2 guérisons.

1 extirpation totale de la rotule, réduite en menus fragments par une balle de fusil qui avait fracturé en même temps le condyle interne : mort de septicémie.

2 esquillectomies limitées pour fractures partielles du condyle externe : 2 guérisons.

J'ai fait 5 résections du genou pour fracas considérable des extrêmités articulaires, dont 1 par obus et 4 par balle de fusil. Mes résultats ont été lamentables.

1 seul de ces réséqués a pu être évacué ;

2 sont morts de septicémie ;

2 ont dû être amputés secondairement pour infection grave : 2 morts.

Enfin, 2 blessés ont été amputés d'emblée pour plaie gangréneuse avec fracas osseux par obus et par balle de fusil : 2 guérisons.

4° *Cuisse.* — J'ai eu ici la série noire, une véritable hécatombe !

84 fractures ou fracas de la cuisse sont passés par l'ambulance.

Sur 32 non opérés, 27 ont été évacués dans un état satisfaisant ; 5 sont morts de blessures multiples, d'hémorragie au cours du transport à l'ambulance, d'infection suraiguë, sans qu'il ait été possible d'intervenir utilement.

J'ai opéré 52 blessés ; 39 ont subi une opération conservatrice ; 13, une opération mutilante.

Les 39 interventions conservatrices ont toujours eu la même indication, l'infection du foyer traumatique.

Dans 10 fractures, peu ou pas comminutives, je me suis contenté de débrider largement par deux longues incisions parallèles à l'axe du membre, et de laver abondamment le foyer à l'eau oxygénée, après avoir passé un gros drain de part en part : 6 guérisons, 4 morts par septicémie suraiguë, dont une avec infiltration gazeuse diffuse, apparue après l'intervention.

Dans 29 cas très comminutifs, j'ai complété ce débridement large par l'ablation de toutes les esquilles projetées ou libres.

Il s'agissait 20 fois d'éclatement du fémur par balle de fusil, 8 fois par éclat d'obus, 1 fois seulement par balle de schrapnel.

J'ai eu des résultats déplorables.

Sur 8 esquillectomies au niveau ou au voisinage des trochanters : 1 guérison et 7 morts !

2 morts par septicémie aiguë, sans grande réaction locale,

1 mort par septicémie, avec phlegmon diffus bronzé,

4 morts par septicémie gazeuse avec infiltration plus ou moins diffuse.

Aucun de ces opérés n'était en état de supporter une mutilation secondaire : amputation intra-trochantérienne ou désarticulation.

Sur 21 esquillectomies pour fractures intéressant les deux tiers inférieurs du fémur, mon bilan est encore des plus sombres.

Si je laisse de côté un blessé à qui je dus pratiquer en même temps qu'une esquillectomie fémorale, une trépanation pour enfoncement de la table interne et une résection partielle du maxillaire inférieur et qui mourut dans la nuit, les 20 autres se classent comme il suit :

3 septicémies avec infiltration gazeuse : 1 guérison, 2 morts ;

17 septicémies aiguës : 9 guérisons, 8 morts en moins de 48 heures dans la moitié des cas.

Dans les 13 mutilations figurent :

1 désarticulation de la hanche d'emblée pour broiement de la racine de la cuisse par obus : mort ;

8 amputations de cuisse d'emblée dont :

1 amputation double au ras du foyer traumatique pour fracas de l'extrêmité inférieure des 2 cuisses par obus : mort.

4 amputations pour broiement par éclat d'obus :
4 morts ;

1 amputation basse pour gangrène vasculaire de
la jambe : mort ;

2 amputations pour septicémie gazeuse avec infiltration massive : 2 morts ;

Enfin, 4 amputations secondaires pour persis-
tance ou aggravation de l'infection, après esquillectomie, dont :

2 pour septicémie aiguë : 2 morts ;

2 pour septicémie gazeuse : 1 guérison, 1 mort.

Ainsi, chose à peine croyable à notre époque,
sur 13 amputés de cuisse pour fracas du fémur, 12
sont morts, et des 8 blessés auxquels j'ai dû pratiquer l'amputation d'emblée, aucun n'a survécu !

Au total, sur 84 blessés atteints de fractures
avec fracas du fémur de toutes variétés, 41 sont
morts, près de la moitié. C'est l'opprobre de ma
statistique !

Si maintenant je résume mes documents con-
cernant chacun des membres, j'obtiens les chiffres suivants :

Membre supérieur :

317 blessés	145 non opérés			9 morts
	172 opérés	104 par des opérations conservatrices.		17 »
		68 »	mutilantes ...	11 »
				37 »

Membre inférieur :

228 blessés $\left\{\begin{array}{l} \text{90 non opérés}\dots\dots\dots\dots\dots\dots\dots \quad \text{10 morts} \\ \text{138 opérés} \left\{\begin{array}{l} \text{75 par des opérations conservatrices.} \quad 34 \quad » \\ \text{63} \qquad » \qquad\quad \text{mutilantes}\dots \quad 28 \quad » \end{array}\right. \end{array}\right.$

$$72 \quad »$$

On voit combien la différence a été considérable entre les résultats que m'ont donnés les traumatismes osseux du membre supérieur (mortalité : **12 p. 100**), et ceux du membre inférieur (mortalité : **31,5 p. 100**).

J'ajouterai quelques remarques sur la *mortalité respective des différentes opérations mutilantes* que j'aie pratiquées et sur la *technique* de mes amputations.

Au membre supérieur, je compte 68 mutilations avec 11 morts. Mortalité : **16 p. 100**.

3 désarticulations du poignet, 5 amputations de l'avant-bras, 2 désarticulations du coude, toutes d'emblée, ne m'ont donné aucun décès.

Sur 42 amputations du bras, j'ai eu 6 décès, dont 2 sur 33 amputations d'emblée et 4 sur 9 amputations secondaires.

16 désarticulations de l'épaule m'ont donné 5 décès, dont 2 sur 12 désarticulations d'emblée et 3 sur 4 désarticulations secondaires.

Au total, 4 décès sur 55 mutilations d'emblée, et 7 décès sur 13 mutilations secondaires.

Au membre inférieur, je compte 65 mutilations sur 63 blessés, avec 28 morts. Mortalité : **43 p. 100**.

3 opérations économiques du pied, 3 guérisons.

21 amputations de jambe avec 5 décès, dont 3 sur 17 amputations d'emblée et 2 sur 4 amputations secondaires.

40 amputations de cuisse avec 22 décès (55 p. 100 !), dont 12 sur 25 amputations d'emblée et 10 sur 15 amputations secondaires.

Presque toutes les amputations ont été faites par la *méthode circulaire,* à laquelle j'ajoutais une ou deux fentes latérales, quand les chairs du moignon ne paraissaient pas absolument normales.

Pour la désarticulation de l'épaule, et pour quelques amputations hautes du bras et de la jambe, j'ai eu recours au procédé en raquette.

Dans tous les cas, je me suis efforcé de conserver assez d'étoffe (il en faut beaucoup dans ces moignons qui vont suppurer), pour recouvrir les os et éviter ainsi à mes opérés les inconvénients d'une régularisation ultérieure.

J'ai laissé la plupart de mes moignons largement ouverts. Cependant, quand il s'agissait d'un fracas tout récent, peu ou pas infecté, je risquais quelquefois un ou deux crins sur la peau. Il m'a fallu, bien souvent, les faire sauter le lendemain de l'opération ; mais je n'ai pas eu à regretter les tentatives de ce genre, qui ne seraient dangereuses qu'au cas de surveillance insuffisante ou d'évacuation précipitée. J'ai pu ainsi expédier sur l'intérieur un certain nombre de moignons en très bonne voie de cicatrisation.

Certains des documents que je viens d'exposer, en particulier ceux qui se rapportent à la cuisse, ont l'air de dater d'un autre âge. Ils ne sont pas de nature à m'enorgueillir, et si j'ai surmonté mon hésitation à les faire connaître, c'est qu'il m'a paru utile, au cours d'une guerre dont la fin ne paraît pas toute proche, de montrer ce qu'un chirurgien d'ambulance a pu obtenir, dans une catégorie de blessures, pour laquelle la chirurgie conservatrice permettait d'escompter de très brillants succès.

A quoi tient cette désillusion, que je ne suis pas le seul à avoir éprouvée ?

On doit naturellement tenir compte des conditions spéciales à cette guerre d'immobilité prolongée et de leur influence sur le *caractère des blessures.* Il est certain que les blessés de ces derniers mois ne ressemblent pas à ceux du début de la campagne et c'est la remarque unanime de tous ceux qui, comme moi, ont pu voir de près et comparer.

J'ajoute que le secteur de l'Argonne, dont dépendait ma formation, s'est toujours distingué depuis cinq mois par l'acharnement et la continuité des combats à très courte distance. De ce fait, la *proportion des blessés graves* y a dépassé, non seulement celle qu'on observe dans une guerre de mouvement, mais aussi celle qu'on a pu observer dans des secteurs plus calmes.

Dans ces blessures graves, les plaies par bombe, une spécialité des tranchées, occupent une place importante. Elles ne sont pas toujours superficielles, et leur multiplicité parfois extraordinaire, leur irrégularité, les phénomènes de brûlure associés à la destruction des tissus, la souillure constante par de la terre, de la paille, des débris vestimentaires ou des corps étrangers inattendus, tels que clous ou fragments de fil de fer, tout cela les rend particulièrement dangereuses.

Pourtant, la majeure partie des blessés graves que j'ai dû opérer avaient été touchés par la balle de fusil : même sans aucune préparation antihumanitaire, — je ne dis pas que cette préparation n'existe pas, — la balle de fusil, dans les tirs à très-courte distance, a des effets effroyables qui ont trompé bien des gens.

De plus, les ricochets sont très fréquents dans les tranchées et la balle allemande se sépare facilement de sa chemise.

De là, la gravité fréquente des plaies par balle de fusil. Il n'est pas rare de trouver à l'opposé d'un orifice d'entrée ponctiforme, un orifice de sortie plus large qu'une ou deux paumes de main, avec, entre les deux, un éclatement considérable du squelette.

La plaie par balle de fusil ne mérite plus, dans les circonstances actuelles, sa réputation de bénignité relative.

J'ai été frappé par le nombre élevé des *blessés déjà profondément infectés* au moment de l'entrée à l'ambulance.

Le pansement individuel est loin de remplir régulièrement son rôle prophylactique. Les dimensions des plaies, leur multiplicité peuvent le rendre inutilisable ; la manipulation en est difficile et les blessés arrivent souvent au poste de secours avec des plaies à découvert.

Qu'on se représente aussi les *difficultés de la relève* dans l'ombre de sous-bois très accidentés, par des sentiers difficilement praticables et à portée d'un ennemi qui tire, sans voir, sur tout ce qui remue, et on s'expliquera comment beaucoup de blessés, surtout parmi ceux atteints au membre inférieur, n'arrivent que tardivement à l'ambulance. Ceux qui ont passé une ou deux nuits sur le terrain, sans être pansés, ne sont pas rares.

Un autre facteur de gravité, dont l'importance est énorme, à mon avis, c'est cette espèce de renoncement fataliste aux pratiques les plus élémentaires de l'*hygiène* et de la *propreté corporelle,* auquel nos hommes se laissent aller, si le commandement n'y prend pas garde, après plusieurs mois de vie dans les tranchées. Je ne veux pas seulement parler de la boue dont les vêtements sont imprégnés. Je pense surtout au « péril fécal » dont nos camarades de l'active se préoccupent pour la prophylaxie de la fièvre typhoïde. La « diarrhée des tranchées », qui est très fréquente, est redoutable aussi au point de vue chirurgical et j'en ai vu les traces innommables, anciennes et presque indélébiles sur la peau d'un grand nombre de mes opérés.

N'est-ce pas une des raisons, la principale peutêtre, de ces infections foudroyantes, que j'ai observées en si grand nombre au membre inférieur et tout spécialement à la cuisse ?

Des moyens dont on dispose, en *personnel* et en *matériel,* dépend aussi dans une très large mesure, la qualité des résultats qu'on obtient.

Avant que n'éclate cette guerre sans pareille, il

était convenu que les ambulances fonctionneraient surtout comme « ateliers d'emballage et d'expédition ». L'expérience a vite démontré que cette conception, basée sur la non-infection primitive des blessures de guerre et leur suffisante protection par le premier pansement, exposait à des désastres, et par la force des choses, en dépit de toutes les prévisions théoriques, il a bien fallu pratiquer les interventions urgentes, avant de procéder aux évacuations.

Les ambulances étaient précisément à la bonne place pour le faire et leur rôle chirurgical s'est élargi d'une manière qui n'avait pas été prévue.

Malheureusement, une ambulance divisionnaire, surtout avec le matériel de l'ancien règlement, est vraiment dépourvue, et il n'est guère possible, même avec l'appoint d'une ou deux sections d'hospitalisation, de l'organiser en service de chirurgie d'urgence susceptible de donner la sécurité d'une installation d'hôpital.

Pour stériliser mes instruments et mes gants, je n'avais pas d'autre moyen que l'ébullition dans le borate de soude.

Les champs opératoires et les compresses ont été traités de la même façon, jusqu'au jour où j'ai pu me procurer du trioxyméthylène, pour les préparer à sec. Mais un bon autoclave aurait bien mieux fait mon affaire.

Dans un milieu profondément infecté, comme celui où j'ai travaillé, l'ébullition, parfois hâtive, les jours de presse, n'est certainement pas un moyen de désinfection suffisant et je me demande avec angoisse, en face de ces septicémies gazeuses apparaissant le lendemain d'un débridement ou d'une esquillectomie, si l'opération de la veille n'y était pas pour quelque chose !

J'ai fait, naturellement, de l'*antiseptie* et j'ai usé « larga manu » de l'eau oxygénée, du permanganate de potasse, de la solution formolée à 2 p. 1.000 et de la teinture d'iode dédoublée.

Mon installation, dans une salle à manger chauffée, très mal d'ailleurs, par un feu de cheminée, ne m'a pas permis d'utiliser les pansements à l'éther, dont je connais, depuis longtemps, les excellents effets.

Mais j'ai pu, malheureusement c'était à la fin de mon séjour à Ste-Menehould, j'ai pu recourir à l'*aéro-chauffage* par l'appareil de Gaiffe et je souhaite que la 7e Direction, qui avait bien voulu nous procurer cet appareil, puisse le répandre dans les formations sanitaires de l'avant. Ainsi, tandis que la mortalité globale des opérés pour fractures des grands segments des membres a été de 29 p. 100, elle est tombée à 23 p. 100 chez les 47 opérés dont le foyer traumatique avait pu être chauffé.

Constatation plus frappante encore : tandis que pour l'ensemble, le rapport des opérations mutilantes au total des opérations a été de 42 p. 100, l'aéro-chauffage a fait descendre ce rapport à 27 p. 100.

En ce qui concerne le personnel, je ne saurais trop rendre hommage au zèle inlassable et bien naturel de mes collaborateurs, ainsi qu'au dévouement de nos infirmiers qui, sauf quelques rares exceptions, faisaient l'apprentissage d'un métier qu'ils ignoraient complètement. Mais, il faut bien que je dise que j'étais seul chirurgien de profession. Les forces humaines ont des limites et il m'est arrivé, après des séries de 12 et 14 opérations dans ma journée, — je n'ai jamais pu dépasser ce chiffre, — d'être obligé de m'arrêter et de renvoyer au lendemain des blessés qu'il aurait été utile d'opérer le soir-même.

A l'armée, on répète volontiers qu'il faut savoir « se débrouiller ». Combien seraient coupables ceux qui prétendraient appliquer cette dangereuse formule au traitement de nos malheureux blessés ! Il n'y a, en vérité qu'*une* chirurgie ; mais elle a ses exigences, peut-être plus impérieuses près du front que partout ailleurs, et quand on ne peut s'y soumettre intégralement, la rançon ne tarde pas à se faire lourdement sentir.

On ne l'ignore pas, en haut lieu, et ceux qui ont le devoir sacré d'assurer à nos admirables soldats toutes les chances possibles de conserver et leur vie et leurs membres, poursuivent chaque jour leur tâche avec une patriotique ardeur. Leurs efforts ne resteront pas stériles : l'intérêt du pays l'exige encore plus que le bon renom de ses chirurgiens.

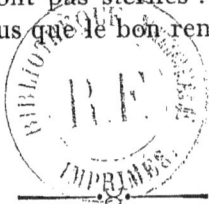

CAHORS, IMPRIMERIE COUESLANT. — 18.100